Este
Planificador de Comidas Cetogénicas pertenece a

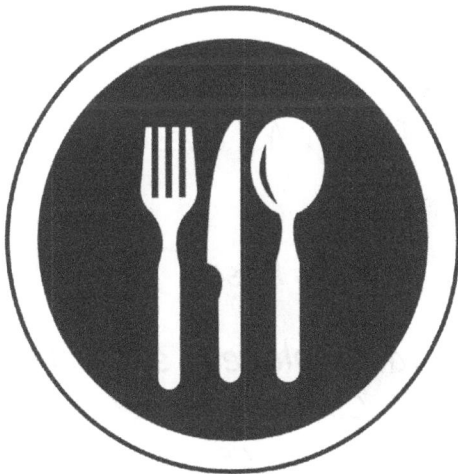

_____

Cómo usar este planificador de comidas?

¡Gracias por recoger esta Planificadora de Comidas Cetogénicas! Con este cuaderno de seguimiento de alimentos, usted podrá:

- Establezca sus metas de salud/pérdida de peso
- Planifique sus comidas diarias
- Siga su progreso

Así es como se usa.

Comience escribiendo lo siguiente:

- Tu POR QUÉ
- Su META
- Sus ESTADÍSTICAS (peso, talla de cintura, etc.)

Esta es tu **línea de base.**

Luego, es hora de **planear sus comidas!** Este Planificador de Comidas le permite planificar y hacer un seguimiento de sus comidas durante 90 días.

Al **principio de cada semana,** usted puede escribir:

- Ideas para el desayuno
- Ideas para el almuerzo
- Ideas para cenas
- Ideas de bocadillos (¡sí, se permiten bocadillos saludables!)

Al principio de cada semana, usted también encontrará espacio para escribir su **lista de compras**. Esto es genial si quieres planear con anticipación!

Por cada día, puedes escribir:

- Cómo dormiste anoche
- Lo que desayunó, almorzó, cenó y tomó como tentempié
- ¿Cuánta agua bebió?
- Tu reflexión sobre el día + lo que podrías mejorar

Y al final de cada semana, encontrarás una página para **reflexionar sobre la semana**.

Finalmente, al final de cada 28 días, es hora de **medir su progreso**. Súbase a esa escala y mida el tamaño (reducido) de su cintura y caderas.

¡Tú tienes esto!

Mi PORQUÉ

Por eso quiero hacer un seguimiento de lo que como y bebo:

_____
_____
_____
_____
_____
_____
_____
_____
_____

Mi META:

Estadísticas en la Salida:

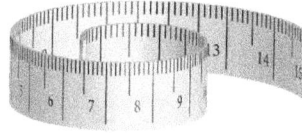

Peso: _____

Pecho: _____

Brazo: _____

Cintura: _____

Caderas: _____

Muslo: _____

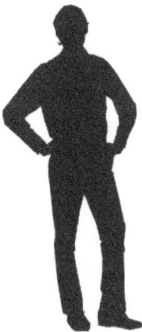
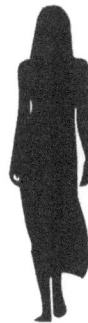

10 cosas que puede hacer AHORA MISMO

- Hacer una taza de té
- Camine 10 minutos a pie
- Beba una taza de café menos hoy
- Cierra los ojos. Visualiza lo bien que te sentirás en 90 días
- Encuentre una receta para una merienda saludable
- Dígale a un amigo acerca de su plan de seguimiento de alimentos. Excelente para la rendición de cuentas!
- Acepta dónde estás en este momento. Elogie su decisión de mejorar su salud.
- Encuentra una cosa de increíble belleza. Quédate quieto y siente temor.
- Tire a la basura los alimentos no saludables
- Encuentra tu tribu. Conéctese en línea (Facebook; YouTube) y encuentre gente con ideas similares!

★

Always

BELIEVE

in

yourself

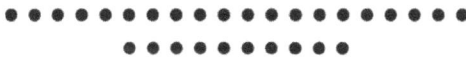

★

IDEAS ALIMENTICIAS - Semana 1

Desayuno:

Almuerzo:

Cena:

Bocadillos:

LISTA DE COMPRAS - Semana 1

Día ①

¿Cómo he dormido? 😀 🙂 😐 🙁 😣

Desayuno:

_____

_____

_____

_____

Almuerzo:

_____

_____

_____

_____

Cena:

_____

_____

_____

_____

Bocadillos:

_____

_____

_____

_____

Agua: 🥛🥛🥛🥛🥛🥛🥛🥛🥛🥛🥛🥛🥛🥛🥛

¿Cómo estuvo mi día?

_____

_____

_____

¿Qué podría mejorar mañana?

_____

_____

_____

Día ②

¿Cómo he dormido? 😄 🙂 😐 🙁 😣

Desayuno:

_____
_____
_____
_____

Almuerzo:

_____
_____
_____
_____

Cena:

_____
_____
_____
_____

Bocadillos:

_____
_____
_____
_____

Agua: 🥛🥛🥛🥛🥛🥛🥛🥛🥛🥛🥛🥛

¿Cómo estuvo mi día?

_____
_____
_____

¿Qué podría mejorar mañana?

_____
_____
_____

Día ③

¿Cómo he dormido? 😃 🙂 😐 🙁 😣

Desayuno:

_____
_____
_____
_____

Almuerzo:

_____
_____
_____
_____

Cena:

_____
_____
_____
_____

Bocadillos:

_____
_____
_____
_____

Agua: 🥛🥛🥛🥛🥛🥛🥛🥛🥛🥛🥛🥛

¿Cómo estuvo mi día?

_____
_____
_____

¿Qué podría mejorar mañana?

_____
_____
_____

Día (4)

¿Cómo he dormido? 😀 🙂 😐 🙁 😣

Desayuno: Almuerzo:

_____   _____
_____   _____
_____   _____
_____   _____

Cena: Bocadillos:

_____   _____
_____   _____
_____   _____
_____   _____

Agua: 🥛🥛🥛🥛🥛🥛🥛🥛🥛🥛🥛🥛🥛🥛

¿Cómo estuvo mi día?

_____
_____
_____

¿Qué podría mejorar mañana?

_____
_____
_____

Día (5)

¿Cómo he dormido? 😋 🙂 😐 🙁 😣

Desayuno:

_____

_____

_____

_____

Almuerzo:

_____

_____

_____

_____

Cena:

_____

_____

_____

_____

Bocadillos:

_____

_____

_____

_____

Agua: 🥛🥛🥛🥛🥛🥛🥛🥛🥛🥛🥛🥛

¿Cómo estuvo mi día?

_____

_____

_____

¿Qué podría mejorar mañana?

_____

_____

_____

Día (6)

¿Cómo he dormido? 😀 🙂 😐 😕 😣

Desayuno:

_____
_____
_____
_____

Almuerzo:

_____
_____
_____
_____

Cena:

_____
_____
_____
_____

Bocadillos:

_____
_____
_____
_____

Agua: 🥛🥛🥛🥛🥛🥛🥛🥛🥛🥛🥛🥛🥛🥛

¿Cómo estuvo mi día?

_____
_____
_____

¿Qué podría mejorar mañana?

_____
_____
_____

Día ⑦

¿Cómo he dormido? 😛 🙂 😐 🙁 😣

Desayuno:

_____
_____
_____
_____
_____

Almuerzo:

_____
_____
_____
_____
_____

Cena:

_____
_____
_____
_____
_____

Bocadillos:

_____
_____
_____
_____
_____

Agua: 🥛🥛🥛🥛🥛🥛🥛🥛🥛🥛🥛🥛🥛🥛

¿Cómo estuvo mi día?

_____
_____
_____

¿Qué podría mejorar mañana?

_____
_____
_____

REFLEXIÓN - Semana 1

¿Cómo estuvo mi semana?

_____

_____

_____

_____

_____

¿Qué lección aprendí?

_____

_____

_____

_____

_____

¿Qué cambio mejoraría la próxima semana (incluso)?

_____

_____

_____

_____

_____

IDEAS ALIMENTICIAS - Semana 2

Desayuno:

Almuerzo:

Cena:

Bocadillos:

LISTA DE COMPRAS – Semana 2

THE

BEST WAY

to

PREDICT

the

◄future►

is

TO *create* IT

Día (8)

¿Cómo he dormido? 😐 🙂 😑 😟 😣

Desayuno:

_____
_____
_____
_____

Almuerzo:

_____
_____
_____
_____

Cena:

_____
_____
_____
_____

Bocadillos:

_____
_____
_____
_____

Agua: 🥛🥛🥛🥛🥛🥛🥛🥛🥛🥛🥛🥛

¿Cómo estuvo mi día?

_____
_____
_____

¿Qué podría mejorar mañana?

_____
_____
_____

Día (9)

¿Cómo he dormido? 😛 🙂 😐 😟 😣

Desayuno:

_____
_____
_____
_____
_____

Almuerzo:

_____
_____
_____
_____
_____

Cena:

_____
_____
_____
_____
_____

Bocadillos:

_____
_____
_____
_____
_____

Agua: 🥛🥛🥛🥛🥛🥛🥛🥛🥛🥛🥛🥛🥛🥛🥛🥛

¿Cómo estuvo mi día?

_____
_____
_____

¿Qué podría mejorar mañana?

_____
_____
_____

Día (10)

¿Cómo he dormido? 😄 🙂 😐 😟 😣

Desayuno:

_____
_____
_____
_____

Almuerzo:

_____
_____
_____
_____

Cena:

_____
_____
_____
_____

Bocadillos:

_____
_____
_____
_____

Agua: 🥛🥛🥛🥛🥛🥛🥛🥛🥛🥛🥛🥛🥛🥛

¿Cómo estuvo mi día?

_____
_____
_____

¿Qué podría mejorar mañana?

_____
_____
_____

Día (11)

¿Cómo he dormido? 😀 🙂 😐 😣 😖

Desayuno: Almuerzo:

_____   _____

_____   _____

_____   _____

_____   _____

Cena: Bocadillos:

_____   _____

_____   _____

_____   _____

_____   _____

Agua: 🥛🥛🥛🥛🥛🥛🥛🥛🥛🥛🥛🥛

¿Cómo estuvo mi día?

_____

_____

_____

¿Qué podría mejorar mañana?

_____

_____

_____

¿Cómo he dormido? 😋 🙂 😐 🙁 😣

Desayuno:

_____

Almuerzo:

_____

Cena:

_____

Bocadillos:

_____

Agua: 🥛🥛🥛🥛🥛🥛🥛🥛🥛🥛🥛🥛🥛🥛🥛🥛

¿Cómo estuvo mi día?

_____

¿Qué podría mejorar mañana?

_____

Día (13)

¿Cómo he dormido? 😃 🙂 😐 🙁 😫

Desayuno:

_____

_____

_____

_____

Almuerzo:

_____

_____

_____

_____

Cena:

_____

_____

_____

_____

Bocadillos:

_____

_____

_____

_____

Agua: 🥛🥛🥛🥛🥛🥛🥛🥛🥛🥛🥛🥛🥛🥛

¿Cómo estuvo mi día?

_____

_____

¿Qué podría mejorar mañana?

_____

_____

Día (14)

¿Cómo he dormido? 😒 😊 😐 😣 😖

Desayuno:

_____
_____
_____
_____

Almuerzo:

_____
_____
_____
_____

Cena:

_____
_____
_____
_____

Bocadillos:

_____
_____
_____
_____

Agua: 🥛🥛🥛🥛🥛🥛🥛🥛🥛🥛🥛🥛

¿Cómo estuvo mi día?

_____
_____
_____

¿Qué podría mejorar mañana?

_____
_____
_____

REFLEXIÓN - Semana 2

¿Cómo estuvo mi semana?

_____
_____
_____
_____
_____

¿Qué lección aprendí?

_____
_____
_____
_____
_____

¿Qué cambio mejoraría la próxima semana (incluso)?

_____
_____
_____
_____
_____

DON'T SAY

I

WISH

Say

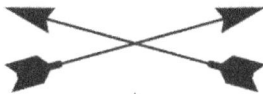

I WILL

IDEAS ALIMENTICIAS - Semana 3

Desayuno:

Almuerzo:

Cena:

Bocadillos:

LISTA DE COMPRAS – Semana 3

Día (15)

¿Cómo he dormido? 😋 🙂 😐 🙁 😣

Desayuno:

_____
_____
_____
_____

Almuerzo:

_____
_____
_____
_____

Cena:

_____
_____
_____
_____

Bocadillos:

_____
_____
_____
_____

Agua: ⊔⊔⊔⊔⊔⊔⊔⊔⊔⊔⊔⊔⊔⊔

¿Cómo estuvo mi día?

_____
_____
_____

¿Qué podría mejorar mañana?

_____
_____

Día ⑯

¿Cómo he dormido? 😀 🙂 😐 🙁 😣

Desayuno:

Almuerzo:

Cena:

Bocadillos:

Agua: 🥛🥛🥛🥛🥛🥛🥛🥛🥛🥛🥛🥛🥛🥛

¿Cómo estuvo mi día?

¿Qué podría mejorar mañana?

Día ⑰

¿Cómo he dormido? 😛 🙂 😐 😟 😣

Desayuno: Almuerzo:

_____   _____

_____   _____

_____   _____

_____   _____

Cena: Bocadillos:

_____   _____

_____   _____

_____   _____

_____   _____

Agua: 🥛🥛🥛🥛🥛🥛🥛🥛🥛🥛🥛🥛🥛🥛

¿Cómo estuvo mi día?

_____

_____

¿Qué podría mejorar mañana?

_____

_____

¿Cómo he dormido? 😄 🙂 😐 😣 😖

Desayuno:

_____
_____
_____
_____

Almuerzo:

_____
_____
_____

Cena:

_____
_____
_____
_____

Bocadillos:

_____
_____
_____

Agua: ⊔⊔⊔⊔⊔⊔⊔⊔⊔⊔⊔⊔⊔⊔

¿Cómo estuvo mi día?

_____
_____
_____

¿Qué podría mejorar mañana?

_____
_____
_____

Día ⑲

¿Cómo he dormido? 😄 🙂 😐 😟 😣

Desayuno:

_____

_____

_____

_____

Almuerzo:

_____

_____

_____

_____

Cena:

_____

_____

_____

_____

Bocadillos:

_____

_____

_____

_____

Agua: 🥛🥛🥛🥛🥛🥛🥛🥛🥛🥛🥛🥛

¿Cómo estuvo mi día?

_____

_____

_____

¿Qué podría mejorar mañana?

_____

_____

_____

Día (20)

¿Cómo he dormido? 😛 🙂 😐 🙁 😣

Desayuno:

Almuerzo:

Cena:

Bocadillos:

Agua: 🥛🥛🥛🥛🥛🥛🥛🥛🥛🥛🥛🥛🥛

¿Cómo estuvo mi día?

¿Qué podría mejorar mañana?

Día ㉑

¿Cómo he dormido? 😀 🙂 😐 🙁 😣

Desayuno:

_____
_____
_____
_____

Almuerzo:

_____
_____
_____
_____

Cena:

_____
_____
_____
_____

Bocadillos:

_____
_____
_____
_____

Agua: 🥛🥛🥛🥛🥛🥛🥛🥛🥛🥛🥛🥛

¿Cómo estuvo mi día?

_____
_____
_____

¿Qué podría mejorar mañana?

_____
_____
_____

REFLEXIÓN - Semana 3

¿Cómo estuvo mi semana?

_____

_____

_____

_____

¿Qué lección aprendí?

_____

_____

_____

_____

¿Qué cambio mejoraría la próxima
semana (incluso)?

_____

_____

_____

_____

IDEAS ALIMENTICIAS - Semana 4

Desayuno:

Almuerzo:

Cena:

Bocadillos:

LISTA DE COMPRAS – Semana 4

Día (22)

¿Cómo he dormido? 😄 🙂 😐 🙁 😣

Desayuno:

_____
_____
_____
_____

Almuerzo:

_____
_____
_____
_____

Cena:

_____
_____
_____
_____

Bocadillos:

_____
_____
_____
_____

Agua: 🥛🥛🥛🥛🥛🥛🥛🥛🥛🥛🥛🥛🥛🥛🥛

¿Cómo estuvo mi día?

_____
_____
_____

¿Qué podría mejorar mañana?

_____
_____
_____

¿Cómo he dormido? 😛 🙂 😐 😟 😣

Desayuno:

Almuerzo:

Cena:

Bocadillos:

Agua: ∪∪∪∪∪∪∪∪∪∪∪∪∪∪

¿Cómo estuvo mi día?

¿Qué podría mejorar mañana?

Día (24)

¿Cómo he dormido? 😃 🙂 😐 🙁 😣

Desayuno:

_____
_____
_____
_____

Almuerzo:

_____
_____
_____
_____

Cena:

_____
_____
_____
_____

Bocadillos:

_____
_____
_____
_____

Agua: ⊍⊍⊍⊍⊍⊍⊍⊍⊍⊍⊍⊍⊍⊍

¿Cómo estuvo mi día?

_____
_____
_____

¿Qué podría mejorar mañana?

_____
_____
_____

Día (25)

¿Cómo he dormido? 😋 🙂 😐 😟 😣

Desayuno:

_____
_____
_____
_____

Almuerzo:

_____
_____
_____
_____

Cena:

_____
_____
_____

Bocadillos:

_____
_____
_____

Agua: 🥛🥛🥛🥛🥛🥛🥛🥛🥛🥛🥛🥛

¿Cómo estuvo mi día?

_____
_____
_____

¿Qué podría mejorar mañana?

_____
_____
_____

Día (26)

¿Cómo he dormido? 😋 🙂 😐 🙁 😣

Desayuno:

_____
_____
_____
_____
_____

Almuerzo:

_____
_____
_____
_____
_____

Cena:

_____
_____
_____
_____
_____

Bocadillos:

_____
_____
_____
_____
_____

Agua: 🥛🥛🥛🥛🥛🥛🥛🥛🥛🥛🥛🥛

¿Cómo estuvo mi día?

_____
_____
_____

¿Qué podría mejorar mañana?

_____
_____
_____

¿Cómo he dormido? 😀 🙂 😐 🙁 😖

Desayuno:

_____
_____
_____
_____

Almuerzo:

_____
_____
_____

Cena:

_____
_____
_____

Bocadillos:

_____
_____
_____

Agua: 🥛🥛🥛🥛🥛🥛🥛🥛🥛🥛🥛🥛

¿Cómo estuvo mi día?

_____
_____

¿Qué podría mejorar mañana?

_____
_____

Día (28)

¿Cómo he dormido? 😄 🙂 😐 🙁 😣

Desayuno:

_____

_____

_____

_____

Almuerzo:

_____

_____

_____

_____

Cena:

_____

_____

_____

_____

Bocadillos:

_____

_____

_____

_____

Agua: 🥛🥛🥛🥛🥛🥛🥛🥛🥛🥛🥛🥛🥛🥛🥛🥛

¿Cómo estuvo mi día?

_____

_____

_____

¿Qué podría mejorar mañana?

_____

_____

_____

REFLEXIÓN - Semana 4

¿Cómo estuvo mi semana?

_____

_____

_____

_____

¿Qué lección aprendí?

_____

_____

_____

_____

¿Qué cambio mejoraría la próxima semana (incluso)?

_____

_____

_____

_____

Estadísticas después de 4 semanas:

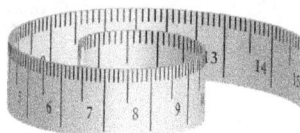

Peso: _____

Pecho: _____

Brazo: _____

Cintura: _____

Caderas: _____

Muslo: _____

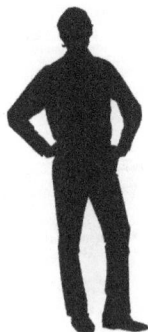
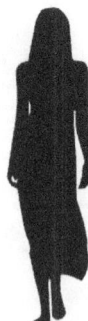

Opportunity

doesn't knock,

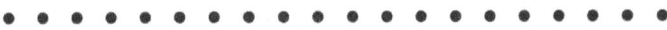

build

@

DOOR

IDEAS ALIMENTICIAS - Semana 5

Desayuno:

Almuerzo:

Cena:

Bocadillos:

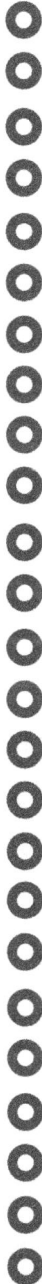

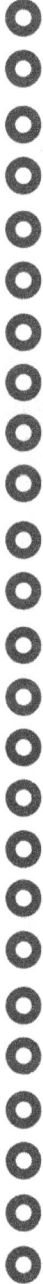

LISTA DE COMPRAS – Semana 5

Día (29)

¿Cómo he dormido? 😀 🙂 😐 🙁 😣

Desayuno: Almuerzo:

_____   _____
_____   _____
_____   _____
_____   _____

Cena: Bocadillos:

_____   _____
_____   _____
_____   _____
_____   _____

Agua: 🥛🥛🥛🥛🥛🥛🥛🥛🥛🥛🥛🥛🥛🥛

¿Cómo estuvo mi día?

_____
_____
_____

¿Qué podría mejorar mañana?

_____
_____
_____

Día ⃝30

¿Cómo he dormido? 😄 🙂 😐 😟 😣

Desayuno:

_____

_____

_____

_____

Almuerzo:

_____

_____

_____

_____

Cena:

_____

_____

_____

_____

Bocadillos:

_____

_____

_____

_____

Agua: 🥛🥛🥛🥛🥛🥛🥛🥛🥛🥛🥛🥛🥛

¿Cómo estuvo mi día?

_____

_____

_____

¿Qué podría mejorar mañana?

_____

_____

_____

Día ㉛

¿Cómo he dormido? 😀 🙂 😐 🙁 😣

Desayuno:

_____

_____

_____

_____

Almuerzo:

_____

_____

_____

_____

Cena:

_____

_____

_____

_____

Bocadillos:

_____

_____

_____

_____

Agua: 🥛🥛🥛🥛🥛🥛🥛🥛🥛🥛🥛🥛

¿Cómo estuvo mi día?

_____

_____

_____

¿Qué podría mejorar mañana?

_____

_____

_____

¿Cómo he dormido? 😋 🙂 😐 🙁 😣

Desayuno:

Almuerzo:

Cena:

Bocadillos:

Agua: 🥛🥛🥛🥛🥛🥛🥛🥛🥛🥛🥛🥛

¿Cómo estuvo mi día?

¿Qué podría mejorar mañana?

Día (33)

¿Cómo he dormido? 😀 🙂 😐 🙁 😣

Desayuno:

_____
_____
_____
_____
_____

Almuerzo:

_____
_____
_____
_____
_____

Cena:

_____
_____
_____
_____
_____

Bocadillos:

_____
_____
_____
_____
_____

Agua: 🥛🥛🥛🥛🥛🥛🥛🥛🥛🥛🥛🥛

¿Cómo estuvo mi día?

_____
_____
_____

¿Qué podría mejorar mañana?

_____
_____
_____

¿Cómo he dormido?

Desayuno:

_____
_____
_____
_____

Almuerzo:

_____
_____
_____
_____

Cena:

_____
_____
_____
_____

Bocadillos:

_____
_____
_____
_____

Agua:

¿Cómo estuvo mi día?

_____
_____
_____

¿Qué podría mejorar mañana?

_____
_____

Día (35)

¿Cómo he dormido? 😃 🙂 😐 🙁 😣

Desayuno:

_____
_____
_____
_____

Almuerzo:

_____
_____
_____
_____

Cena:

_____
_____
_____
_____

Bocadillos:

_____
_____
_____
_____

Agua: 🥛🥛🥛🥛🥛🥛🥛🥛🥛🥛🥛🥛

¿Cómo estuvo mi día?

_____
_____
_____

¿Qué podría mejorar mañana?

_____
_____
_____

REFLEXIÓN - Semana 5

¿Cómo estuvo mi semana?

_____
_____
_____
_____
_____

¿Qué lección aprendí?

_____
_____
_____
_____

¿Qué cambio mejoraría la próxima semana (incluso)?

_____
_____
_____
_____

IDEAS ALIMENTICIAS - Semana 6

Desayuno:

Almuerzo:

Cena:

Bocadillos:

LISTA DE COMPRAS – Semana 6

Día (36)

¿Cómo he dormido? 😛 🙂 😐 🙁 😣

Desayuno:

_____
_____
_____
_____

Almuerzo:

_____
_____
_____
_____

Cena:

_____
_____
_____
_____

Bocadillos:

_____
_____
_____
_____

Agua: 🥛🥛🥛🥛🥛🥛🥛🥛🥛🥛🥛🥛

¿Cómo estuvo mi día?

_____
_____
_____

¿Qué podría mejorar mañana?

_____
_____
_____

Día (37)

¿Cómo he dormido? 😀 🙂 😐 🙁 😣

Desayuno:

_____

_____

_____

_____

Almuerzo:

_____

_____

_____

_____

Cena:

_____

_____

_____

_____

Bocadillos:

_____

_____

_____

_____

Agua: 🥛🥛🥛🥛🥛🥛🥛🥛🥛🥛🥛🥛

¿Cómo estuvo mi día?

_____

_____

_____

¿Qué podría mejorar mañana?

_____

_____

Día (38)

¿Cómo he dormido? 😀 🙂 😐 🙁 😖

Desayuno:

_____
_____
_____
_____

Almuerzo:

_____
_____
_____
_____

Cena:

_____
_____
_____
_____

Bocadillos:

_____
_____
_____
_____

Agua: 🥛🥛🥛🥛🥛🥛🥛🥛🥛🥛🥛🥛

¿Cómo estuvo mi día?

_____
_____
_____

¿Qué podría mejorar mañana?

_____
_____
_____

Día (39)

¿Cómo he dormido? 😋 🙂 😐 😟 😣

Desayuno:

_____
_____
_____
_____

Almuerzo:

_____
_____
_____
_____

Cena:

_____
_____
_____
_____

Bocadillos:

_____
_____
_____
_____

Agua: 🥛🥛🥛🥛🥛🥛🥛🥛🥛🥛🥛🥛

¿Cómo estuvo mi día?

_____
_____
_____

¿Qué podría mejorar mañana?

_____
_____
_____

Día ㊵

¿Cómo he dormido? 😛 🙂 😐 🙁 😣

Desayuno:

_____

_____

_____

_____

Almuerzo:

_____

_____

_____

_____

Cena:

_____

_____

_____

Bocadillos:

_____

_____

_____

Agua: 🥛🥛🥛🥛🥛🥛🥛🥛🥛🥛🥛🥛

¿Cómo estuvo mi día?

_____

_____

_____

¿Qué podría mejorar mañana?

_____

_____

_____

Día (41)

¿Cómo he dormido? 😄 🙂 😐 😟 😣

Desayuno:

_____
_____
_____
_____

Almuerzo:

_____
_____
_____
_____

Cena:

_____
_____
_____
_____

Bocadillos:

_____
_____
_____
_____

Agua: 🥛🥛🥛🥛🥛🥛🥛🥛🥛🥛🥛🥛

¿Cómo estuvo mi día?

_____
_____
_____

¿Qué podría mejorar mañana?

_____
_____
_____

Día (42)

¿Cómo he dormido? 😋 🙂 😐 😟 😣

Desayuno:

_____
_____
_____
_____
_____

Almuerzo:

_____
_____
_____
_____
_____

Cena:

_____
_____
_____
_____
_____

Bocadillos:

_____
_____
_____
_____
_____

Agua: 🥛🥛🥛🥛🥛🥛🥛🥛🥛🥛🥛🥛🥛🥛

¿Cómo estuvo mi día?

_____
_____
_____

¿Qué podría mejorar mañana?

_____
_____
_____

REFLEXIÓN - Semana 6

¿Cómo estuvo mi semana?

_____

_____

_____

_____

¿Qué lección aprendí?

_____

_____

_____

_____

¿Qué cambio mejoraría la próxima
semana (incluso)?

_____

_____

_____

_____

IDEAS ALIMENTICIAS - Semana 7

Desayuno:

Almuerzo:

Cena:

Bocadillos:

LISTA DE COMPRAS – Semana 7

Día (43)

¿Cómo he dormido? 😀 🙂 😐 🙁 😣

Desayuno:

_____
_____
_____
_____

Almuerzo:

_____
_____
_____
_____

Cena:

_____
_____
_____
_____

Bocadillos:

_____
_____
_____
_____

Agua: 🥛🥛🥛🥛🥛🥛🥛🥛🥛🥛🥛🥛

¿Cómo estuvo mi día?

_____
_____
_____

¿Qué podría mejorar mañana?

_____
_____
_____

¿Cómo he dormido? 😊 🙂 😐 🙁 😣

Desayuno:

_____
_____
_____
_____

Almuerzo:

_____
_____
_____
_____

Cena:

_____
_____
_____
_____

Bocadillos:

_____
_____
_____
_____

Agua: ⊔⊔⊔⊔⊔⊔⊔⊔⊔⊔⊔⊔⊔⊔

¿Cómo estuvo mi día?

_____
_____
_____

¿Qué podría mejorar mañana?

_____
_____
_____

Día (45)

¿Cómo he dormido? 😋 🙂 😐 🙁 😣

Desayuno:

_____
_____
_____
_____
_____

Almuerzo:

_____
_____
_____
_____
_____

Cena:

_____
_____
_____
_____
_____

Bocadillos:

_____
_____
_____
_____
_____

Agua: 🥛🥛🥛🥛🥛🥛🥛🥛🥛🥛🥛🥛🥛🥛🥛

¿Cómo estuvo mi día?

_____
_____
_____

¿Qué podría mejorar mañana?

_____
_____
_____

Día (46)

¿Cómo he dormido? 😋 🙂 😐 🙁 😣

Desayuno:

_____
_____
_____
_____
_____

Almuerzo:

_____
_____
_____
_____
_____

Cena:

_____
_____
_____
_____

Bocadillos:

_____
_____
_____
_____

Agua: 🥛🥛🥛🥛🥛🥛🥛🥛🥛🥛🥛🥛🥛

¿Cómo estuvo mi día?

_____
_____
_____

¿Qué podría mejorar mañana?

_____
_____
_____

Día (47)

¿Cómo he dormido? 😃 🙂 😐 😠 😣

Desayuno:

_____
_____
_____
_____
_____

Almuerzo:

_____
_____
_____
_____

Cena:

_____
_____
_____
_____

Bocadillos:

_____
_____
_____
_____

Agua: 🥛🥛🥛🥛🥛🥛🥛🥛🥛🥛🥛🥛🥛🥛

¿Cómo estuvo mi día?

_____
_____
_____

¿Qué podría mejorar mañana?

_____
_____
_____

Día (48)

¿Cómo he dormido? 😋 🙂 😐 🙁 😣

Desayuno:

_____
_____
_____
_____

Almuerzo:

_____
_____
_____
_____

Cena:

_____
_____
_____
_____

Bocadillos:

_____
_____
_____
_____

Agua: 🥛🥛🥛🥛🥛🥛🥛🥛🥛🥛🥛🥛

¿Cómo estuvo mi día?

_____
_____
_____

¿Qué podría mejorar mañana?

_____
_____
_____

Día (49)

¿Cómo he dormido? 😀 🙂 😐 🙁 😣

Desayuno:

_____

_____

_____

_____

Cena:

_____

_____

_____

_____

Almuerzo:

_____

_____

_____

_____

Bocadillos:

_____

_____

_____

_____

Agua: 🥛🥛🥛🥛🥛🥛🥛🥛🥛🥛🥛🥛🥛🥛🥛🥛

¿Cómo estuvo mi día?

_____

_____

_____

¿Qué podría mejorar mañana?

_____

_____

_____

REFLEXIÓN - Semana 7

¿Cómo estuvo mi semana?

_____

_____

_____

_____

_____

¿Qué lección aprendí?

_____

_____

_____

_____

¿Qué cambio mejoraría la próxima semana (incluso)?

_____

_____

_____

_____

_____

IDEAS ALIMENTICIAS - Semana 8

Desayuno:

Almuerzo:

Cena:

Bocadillos:

LISTA DE COMPRAS – Semana 8

Día (50)

¿Cómo he dormido? 😋 🙂 😐 🙁 😣

Desayuno:

_____

_____

_____

_____

Almuerzo:

_____

_____

_____

_____

Cena:

_____

_____

_____

_____

Bocadillos:

_____

_____

_____

_____

Agua: 🥛🥛🥛🥛🥛🥛🥛🥛🥛🥛🥛🥛

¿Cómo estuvo mi día?

_____

_____

_____

¿Qué podría mejorar mañana?

_____

_____

_____

Día (51)

¿Cómo he dormido? 😋 🙂 😐 🙁 😣

Desayuno:

Almuerzo:

Cena:

Bocadillos:

Agua: 🥛🥛🥛🥛🥛🥛🥛🥛🥛🥛🥛🥛🥛🥛

¿Cómo estuvo mi día?

¿Qué podría mejorar mañana?

Día (52)

¿Cómo he dormido? 😄 🙂 😐 🙁 😣

Desayuno:

_____
_____
_____
_____
_____

Almuerzo:

_____
_____
_____
_____

Cena:

_____
_____
_____
_____

Bocadillos:

_____
_____
_____
_____

Agua: 🥛🥛🥛🥛🥛🥛🥛🥛🥛🥛🥛🥛

¿Cómo estuvo mi día?

_____
_____
_____

¿Qué podría mejorar mañana?

_____
_____
_____

Día (53)

¿Cómo he dormido? 😀 🙂 😐 🙁 😣

Desayuno: Almuerzo:

_____   _____
_____   _____
_____   _____
_____   _____

Cena: Bocadillos:

_____   _____
_____   _____
_____   _____
_____   _____

Agua: 🥛🥛🥛🥛🥛🥛🥛🥛🥛🥛🥛🥛

¿Cómo estuvo mi día?

_____
_____

¿Qué podría mejorar mañana?

_____
_____

Día (54)

¿Cómo he dormido? 😋 🙂 😐 🙁 😣

Desayuno:

_____
_____
_____
_____

Almuerzo:

_____
_____
_____
_____

Cena:

_____
_____
_____
_____

Bocadillos:

_____
_____
_____
_____

Agua: ⊔⊔⊔⊔⊔⊔⊔⊔⊔⊔⊔⊔

¿Cómo estuvo mi día?

_____
_____
_____

¿Qué podría mejorar mañana?

_____
_____

Día (55)

¿Cómo he dormido? 😐 🙂 😐 😟 😣

Desayuno:

_____
_____
_____
_____

Almuerzo:

_____
_____
_____
_____

Cena:

_____
_____
_____
_____

Bocadillos:

_____
_____
_____
_____

Agua: 🥛🥛🥛🥛🥛🥛🥛🥛🥛🥛🥛🥛🥛🥛

¿Cómo estuvo mi día?

_____
_____
_____

¿Qué podría mejorar mañana?

_____
_____
_____

Día (56)

¿Cómo he dormido? 😋 🙂 😐 😟 😣

Desayuno:

_____
_____
_____
_____

Almuerzo:

_____
_____
_____
_____

Cena:

_____
_____
_____
_____

Bocadillos:

_____
_____
_____
_____

Agua: 🥛🥛🥛🥛🥛🥛🥛🥛🥛🥛🥛🥛🥛🥛

¿Cómo estuvo mi día?

_____
_____
_____

¿Qué podría mejorar mañana?

_____
_____
_____

REFLEXIÓN - Semana 8

¿Cómo estuvo mi semana?

_____

_____

_____

_____

¿Qué lección aprendí?

_____

_____

_____

_____

¿Qué cambio mejoraría la próxima semana (incluso)?

_____

_____

_____

Estadísticas después de 8 semanas:

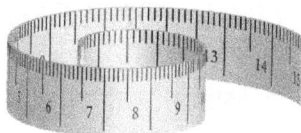

Peso: _____

Pecho: _____

Brazo: _____

Cintura: _____

Caderas: _____

Muslo: _____

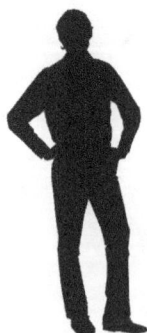 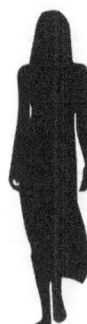

SUCCESS

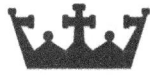 is a

STATE

of

MIND

IDEAS ALIMENTICIAS - Semana 9

Desayuno:

Almuerzo:

Cena:

Bocadillos:

LISTA DE COMPRAS - Semana 9

Día 57

¿Cómo he dormido? 😀 🙂 😐 🙁 😣

Desayuno:

_____
_____
_____
_____

Almuerzo:

_____
_____
_____
_____

Cena:

_____
_____
_____
_____

Bocadillos:

_____
_____
_____
_____

Agua: 🥛🥛🥛🥛🥛🥛🥛🥛🥛🥛🥛🥛

¿Cómo estuvo mi día?

_____
_____
_____

¿Qué podría mejorar mañana?

_____
_____

Día (58)

¿Cómo he dormido? 😋 🙂 😐 😠 😣

Desayuno: Almuerzo:

_____   _____
_____   _____
_____   _____
_____   _____

Cena: Bocadillos:

_____   _____
_____   _____
_____   _____

Agua: 🥛🥛🥛🥛🥛🥛🥛🥛🥛🥛🥛🥛🥛🥛

¿Cómo estuvo mi día?

_____
_____
_____

¿Qué podría mejorar mañana?

_____
_____
_____

Día 59

¿Cómo he dormido?

Desayuno:

_____
_____
_____
_____

Almuerzo:

_____
_____
_____
_____

Cena:

_____
_____
_____
_____

Bocadillos:

_____
_____
_____
_____

Agua:

¿Cómo estuvo mi día?

_____
_____
_____

¿Qué podría mejorar mañana?

_____
_____
_____

Día 60

¿Cómo he dormido?

Desayuno:

_____
_____
_____
_____

Almuerzo:

_____
_____
_____
_____

Cena:

_____
_____
_____
_____

Bocadillos:

_____
_____
_____
_____

Agua:

¿Cómo estuvo mi día?

_____
_____
_____

¿Qué podría mejorar mañana?

_____
_____
_____

Día (61)

¿Cómo he dormido? 😣 😊 😐 🙁 😖

Desayuno:

_____
_____
_____
_____
_____

Almuerzo:

_____
_____
_____
_____
_____

Cena:

_____
_____
_____
_____
_____

Bocadillos:

_____
_____
_____
_____
_____

Agua: 🥛🥛🥛🥛🥛🥛🥛🥛🥛🥛🥛🥛

¿Cómo estuvo mi día?

_____
_____
_____

¿Qué podría mejorar mañana?

_____
_____
_____

¿Cómo he dormido?

Desayuno:

Almuerzo:

Cena:

Bocadillos:

Agua:

¿Cómo estuvo mi día?

¿Qué podría mejorar mañana?

Día (63)

¿Cómo he dormido? 😋 🙂 😐 😣 😝

Desayuno:

_____
_____
_____
_____

Almuerzo:

_____
_____
_____
_____

Cena:

_____
_____
_____
_____

Bocadillos:

_____
_____
_____
_____

Agua: ⊍⊍⊍⊍⊍⊍⊍⊍⊍⊍⊍⊍

¿Cómo estuvo mi día?

_____
_____
_____

¿Qué podría mejorar mañana?

_____
_____
_____

REFLEXIÓN - Semana 9

¿Cómo estuvo mi semana?

_____

_____

_____

_____

¿Qué lección aprendí?

_____

_____

_____

_____

¿Qué cambio mejoraría la próxima semana (incluso)?

_____

_____

_____

_____

IDEAS ALIMENTICIAS - Semana 10

Desayuno:

Almuerzo:

Cena:

Bocadillos:

LISTA DE COMPRAS – Semana 10

_____	⭘	_____	⭘
_____	⭘	_____	⭘
_____	⭘	_____	⭘
_____	⭘	_____	⭘
_____	⭘	_____	⭘
_____	⭘	_____	⭘
_____	⭘	_____	⭘
_____	⭘	_____	⭘
_____	⭘	_____	⭘
_____	⭘	_____	⭘
_____	⭘	_____	⭘
_____	⭘	_____	⭘
_____	⭘	_____	⭘
_____	⭘	_____	⭘
_____	⭘	_____	⭘
_____	⭘	_____	⭘
_____	⭘	_____	⭘
_____	⭘	_____	⭘
_____	⭘	_____	⭘
_____	⭘	_____	⭘
_____	⭘	_____	⭘
_____	⭘	_____	⭘
_____	⭘	_____	⭘

Día (64)

¿Cómo he dormido? 😋 🙂 😐 🙁 😖

Desayuno: Almuerzo:

_____   _____
_____   _____
_____   _____
_____   _____
_____   _____

Cena: Bocadillos:

_____   _____
_____   _____
_____   _____
_____   _____
_____   _____

Agua: 🥛🥛🥛🥛🥛🥛🥛🥛🥛🥛🥛🥛

¿Cómo estuvo mi día?

_____
_____
_____

¿Qué podría mejorar mañana?

_____
_____
_____

¿Cómo he dormido? 😋 🙂 😐 🙁 😣

Desayuno:

_____
_____
_____
_____

Almuerzo:

_____
_____
_____
_____

Cena:

_____
_____
_____
_____

Bocadillos:

_____
_____
_____
_____

Agua: 🥛🥛🥛🥛🥛🥛🥛🥛🥛🥛🥛🥛🥛🥛🥛

¿Cómo estuvo mi día?

_____
_____
_____

¿Qué podría mejorar mañana?

_____
_____
_____

Día 66

¿Cómo he dormido? 😀 🙂 😐 😟 😣

Desayuno:

_____
_____
_____
_____

Almuerzo:

_____
_____
_____

Cena:

_____
_____
_____

Bocadillos:

_____
_____
_____

Agua: 🥛🥛🥛🥛🥛🥛🥛🥛🥛🥛🥛🥛

¿Cómo estuvo mi día?

_____
_____
_____

¿Qué podría mejorar mañana?

_____
_____

Día 67

¿Cómo he dormido? 😀 🙂 😐 🙁 😣

Desayuno:

_____
_____
_____
_____

Almuerzo:

_____
_____
_____
_____

Cena:

_____
_____
_____
_____

Bocadillos:

_____
_____
_____
_____

Agua: 🥛🥛🥛🥛🥛🥛🥛🥛🥛🥛🥛🥛

¿Cómo estuvo mi día?

_____
_____
_____

¿Qué podría mejorar mañana?

_____
_____
_____

Día (68)

¿Cómo he dormido? 😀 🙂 😐 🙁 😣

Desayuno:

_____
_____
_____
_____
_____

Almuerzo:

_____
_____
_____
_____
_____

Cena:

_____
_____
_____
_____
_____

Bocadillos:

_____
_____
_____
_____
_____

Agua: 🥛🥛🥛🥛🥛🥛🥛🥛🥛🥛🥛🥛🥛🥛

¿Cómo estuvo mi día?

_____
_____
_____

¿Qué podría mejorar mañana?

_____
_____

Día (69)

¿Cómo he dormido? 😐 🙂 😐 😟 😣

Desayuno:

_____
_____
_____
_____

Almuerzo:

_____
_____
_____
_____

Cena:

_____
_____
_____
_____

Bocadillos:

_____
_____
_____
_____

Agua: 🥛🥛🥛🥛🥛🥛🥛🥛🥛🥛🥛🥛🥛🥛

¿Cómo estuvo mi día?

_____
_____
_____

¿Qué podría mejorar mañana?

_____
_____

Día (70)

¿Cómo he dormido? 😋 🙂 😐 🙁 😣

Desayuno:

_____
_____
_____
_____

Almuerzo:

_____
_____
_____
_____

Cena:

_____
_____
_____
_____

Bocadillos:

_____
_____
_____
_____

Agua: 🥛🥛🥛🥛🥛🥛🥛🥛🥛🥛🥛🥛

¿Cómo estuvo mi día?

_____
_____
_____

¿Qué podría mejorar mañana?

_____
_____
_____

REFLEXIÓN - Semana 10

¿Cómo estuvo mi semana?

_____

_____

_____

_____

_____

¿Qué lección aprendí?

_____

_____

_____

_____

_____

¿Qué cambio mejoraría la próxima semana (incluso)?

_____

_____

_____

_____

_____

IDEAS ALIMENTICIAS - Semana 11

Desayuno:

Almuerzo:

Cena:

Bocadillos:

LISTA DE COMPRAS - Semana 11

Día 71

¿Cómo he dormido? 😃 🙂 😐 🙁 😣

Desayuno:

_____
_____
_____
_____

Almuerzo:

_____
_____
_____
_____

Cena:

_____
_____
_____
_____

Bocadillos:

_____
_____
_____
_____

Agua: 🥛🥛🥛🥛🥛🥛🥛🥛🥛🥛🥛🥛

¿Cómo estuvo mi día?

_____
_____
_____

¿Qué podría mejorar mañana?

_____
_____
_____

Día (72)

¿Cómo he dormido? 😐 🙂 😐 😟 😣

Desayuno:

_____
_____
_____
_____

Almuerzo:

_____
_____
_____
_____

Cena:

_____
_____
_____
_____

Bocadillos:

_____
_____
_____
_____

Agua: 🥛🥛🥛🥛🥛🥛🥛🥛🥛🥛🥛🥛

¿Cómo estuvo mi día?

_____
_____
_____

¿Qué podría mejorar mañana?

_____
_____
_____

Día (73)

¿Cómo he dormido? 😛 🙂 😐 🙁 😖

Desayuno:

_____
_____
_____
_____
_____

Almuerzo:

_____
_____
_____
_____
_____

Cena:

_____
_____
_____
_____
_____

Bocadillos:

_____
_____
_____
_____
_____

Agua: 🥛🥛🥛🥛🥛🥛🥛🥛🥛🥛🥛🥛🥛🥛

¿Cómo estuvo mi día?

_____
_____
_____

¿Qué podría mejorar mañana?

_____
_____
_____

Día (74)

¿Cómo he dormido? 😛 🙂 😐 😖 😣

Desayuno:

_____
_____
_____
_____

Almuerzo:

_____
_____
_____
_____

Cena:

_____
_____
_____
_____

Bocadillos:

_____
_____
_____
_____

Agua: 🥛🥛🥛🥛🥛🥛🥛🥛🥛🥛🥛🥛

¿Cómo estuvo mi día?

_____
_____
_____

¿Qué podría mejorar mañana?

_____
_____
_____

Día (75)

¿Cómo he dormido? 😀 🙂 😐 🙁 😣

Desayuno:

_____
_____
_____
_____

Almuerzo:

_____
_____
_____
_____

Cena:

_____
_____
_____
_____

Bocadillos:

_____
_____
_____
_____

Agua: 🥛🥛🥛🥛🥛🥛🥛🥛🥛🥛🥛🥛🥛🥛

¿Cómo estuvo mi día?

_____
_____
_____

¿Qué podría mejorar mañana?

_____
_____
_____

¿Cómo he dormido? 😛 🙂 😐 🙁 😣

Desayuno:

_____
_____
_____
_____

Almuerzo:

_____
_____
_____
_____

Cena:

_____
_____
_____
_____

Bocadillos:

_____
_____
_____
_____

Agua: 🥛🥛🥛🥛🥛🥛🥛🥛🥛🥛🥛🥛🥛🥛

¿Cómo estuvo mi día?

_____
_____
_____

¿Qué podría mejorar mañana?

_____
_____
_____

Día 77

¿Cómo he dormido? 😋 🙂 😐 🙁 😣

Desayuno:

_____

_____

_____

_____

Almuerzo:

_____

_____

_____

_____

Cena:

_____

_____

_____

_____

Bocadillos:

_____

_____

_____

_____

Agua: 🥛🥛🥛🥛🥛🥛🥛🥛🥛🥛🥛🥛🥛🥛🥛🥛

¿Cómo estuvo mi día?

_____

_____

_____

¿Qué podría mejorar mañana?

_____

_____

_____

REFLEXIÓN - Semana 11

¿Cómo estuvo mi semana?

_____

_____

_____

_____

_____

¿Qué lección aprendí?

_____

_____

_____

_____

_____

¿Qué cambio mejoraría la próxima semana (incluso)?

_____

_____

_____

_____

_____

IDEAS ALIMENTICIAS - Semana 12

Desayuno:

Almuerzo:

Cena:

Bocadillos:

LISTA DE COMPRAS - Semana 12

Día (78)

¿Cómo he dormido? 😄 🙂 😐 🙁 😣

Desayuno:

_____

Almuerzo:

_____

Cena:

_____

Bocadillos:

_____

Agua: 🥛🥛🥛🥛🥛🥛🥛🥛🥛🥛🥛🥛🥛🥛🥛

¿Cómo estuvo mi día?

_____

¿Qué podría mejorar mañana?

_____

Día (79)

¿Cómo he dormido? 😛 🙂 😐 🙁 😣

Desayuno: Almuerzo:

_____   _____
_____   _____
_____   _____
_____   _____

Cena: Bocadillos:

_____   _____
_____   _____
_____   _____
_____   _____

Agua: 🥛🥛🥛🥛🥛🥛🥛🥛🥛🥛🥛🥛🥛🥛🥛🥛

¿Cómo estuvo mi día?

_____
_____
_____

¿Qué podría mejorar mañana?

_____
_____
_____

Día 80

¿Cómo he dormido?

Desayuno:

_____

Almuerzo:

_____

Cena:

_____

Bocadillos:

_____

Agua:

¿Cómo estuvo mi día?

_____

¿Qué podría mejorar mañana?

_____

¿Cómo he dormido?

Desayuno:

_____

_____

_____

_____

Almuerzo:

_____

_____

_____

_____

Cena:

_____

_____

_____

_____

Bocadillos:

_____

_____

_____

_____

Agua:

¿Cómo estuvo mi día?

_____

_____

_____

¿Qué podría mejorar mañana?

_____

_____

_____

Día (82)

¿Cómo he dormido? 😀 🙂 😐 🙁 😣

Desayuno: **Almuerzo:**

_____

_____

_____

_____

Cena: **Bocadillos:**

_____

_____

_____

Agua: 🥛🥛🥛🥛🥛🥛🥛🥛🥛🥛🥛🥛🥛

¿Cómo estuvo mi día?

_____

_____

¿Qué podría mejorar mañana?

_____

_____

¿Cómo he dormido?

Desayuno:

Almuerzo:

Cena:

Bocadillos:

Agua:

¿Cómo estuvo mi día?

¿Qué podría mejorar mañana?

Día (84)

¿Cómo he dormido? 😄 🙂 😐 🙁 😣

Desayuno:

_____
_____
_____
_____

Almuerzo:

_____
_____
_____
_____

Cena:

_____
_____
_____
_____

Bocadillos:

_____
_____
_____
_____

Agua: ⊔⊔⊔⊔⊔⊔⊔⊔⊔⊔⊔⊔⊔⊔⊔

¿Cómo estuvo mi día?

_____
_____
_____

¿Qué podría mejorar mañana?

_____
_____
_____

REFLEXIÓN - Semana 12

¿Cómo estuvo mi semana?

_____

_____

_____

_____

¿Qué lección aprendí?

_____

_____

_____

_____

¿Qué cambio mejoraría la próxima semana (incluso)?

_____

_____

_____

_____

Estadísticas después de 12 semanas:

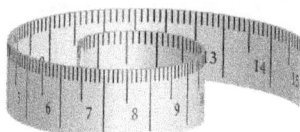

Peso: _____

Pecho: _____

Brazo: _____

Cintura: _____

Caderas: _____

Muslo: _____

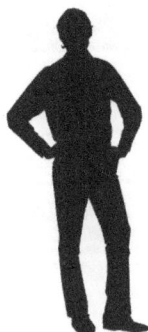
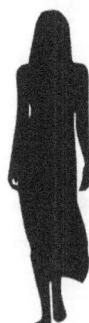

¿Quieres seguir adelante?

Usted está (casi) al final de este planificador de comidas.

Bien hecho!

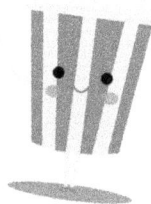

Pero....estás a punto de quedarte sin espacio. Y tal vez quiera continuar con su hábito de rastrear las comidas.

No te preocupes!

En las páginas siguientes, encontrará una semana de **BONOS**. Esto le da tiempo para tener en sus manos un nuevo planificador.

¿Curiosidad por nuestros otros planificadores? Entonces visite nuestra página de autores en Amazon.

Continuemos...

IDEAS ALIMENTICIAS - Semana 13

Desayuno:

Almuerzo:

Cena:

Bocadillos:

LISTA DE COMPRAS – Semana 13

Día (85)

¿Cómo he dormido? 😋 🙂 😐 🙁 😣

Desayuno:

_____
_____
_____
_____

Almuerzo:

_____
_____
_____
_____

Cena:

_____
_____
_____
_____

Bocadillos:

_____
_____
_____
_____

Agua: 🥛🥛🥛🥛🥛🥛🥛🥛🥛🥛🥛🥛

¿Cómo estuvo mi día?

_____
_____
_____

¿Qué podría mejorar mañana?

_____
_____
_____

Día (86)

¿Cómo he dormido? 😋 🙂 😐 🙁 😖

Desayuno:

_____
_____
_____
_____

Almuerzo:

_____
_____
_____
_____

Cena:

_____
_____
_____
_____

Bocadillos:

_____
_____
_____
_____

Agua: 🥛🥛🥛🥛🥛🥛🥛🥛🥛🥛🥛🥛

¿Cómo estuvo mi día?

_____
_____
_____

¿Qué podría mejorar mañana?

_____
_____
_____

Día (87)

¿Cómo he dormido? 😀 🙂 😐 🙁 😣

Desayuno:

_____

_____

_____

_____

Almuerzo:

_____

_____

_____

_____

Cena:

_____

_____

_____

_____

Bocadillos:

_____

_____

_____

_____

Agua: 🥛🥛🥛🥛🥛🥛🥛🥛🥛🥛🥛🥛

¿Cómo estuvo mi día?

_____

_____

_____

¿Qué podría mejorar mañana?

_____

_____

_____

¿Cómo he dormido? 😐 😊 😐 😟 😣

Desayuno:

Almuerzo:

Cena:

Bocadillos:

Agua: 🥛🥛🥛🥛🥛🥛🥛🥛🥛🥛🥛🥛

¿Cómo estuvo mi día?

¿Qué podría mejorar mañana?

Día (89)

¿Cómo he dormido? 😐 🙂 😐 🙁 😖

Desayuno:

_____
_____
_____
_____

Almuerzo:

_____
_____
_____
_____

Cena:

_____
_____
_____
_____

Bocadillos:

_____
_____
_____
_____

Agua: 🥛🥛🥛🥛🥛🥛🥛🥛🥛🥛🥛🥛

¿Cómo estuvo mi día?

_____
_____
_____

¿Qué podría mejorar mañana?

_____
_____
_____

¿Cómo he dormido? 😀 🙂 😐 🙁 😣

Desayuno: Almuerzo:

_____   _____
_____   _____
_____   _____
_____   _____

Cena: Bocadillos:

_____   _____
_____   _____
_____   _____
_____   _____

Agua: ⊔⊔⊔⊔⊔⊔⊔⊔⊔⊔⊔⊔⊔⊔⊔

¿Cómo estuvo mi día?

_____
_____
_____

¿Qué podría mejorar mañana?

_____
_____
_____

Día (91)

¿Cómo he dormido? � 😊 😐 🙁 😣

Desayuno:

_____

Almuerzo:

_____

Cena:

_____

Bocadillos:

_____

Agua: 🥛🥛🥛🥛🥛🥛🥛🥛🥛🥛🥛🥛🥛🥛

¿Cómo estuvo mi día?

_____

¿Qué podría mejorar mañana?

_____

REFLEXIÓN - Semana 13

¿Cómo estuvo mi semana?

_____
_____
_____
_____
_____

¿Qué lección aprendí?

_____
_____
_____
_____

¿Qué cambio mejoraría la próxima semana (incluso)?

_____
_____
_____
_____

BOOM: ¡Lo hiciste!

Enhorabuena: ¡Has seguido tus comidas durante **3 meses**!

¡Usted es **ASOMBROSO**!

¿Conseguiste el objetivo que te habías propuesto? Usted debe haber tenido un **fuerte PORQUÉ** para mantenerse en el curso.

¿Es aquí donde termina?

No. Esto es sólo el principio. El comienzo de un nuevo **TU**. Es mucho más difícil empezar que seguir adelante.

Usted ha desarrollado este increíble hábito de comer saludable y mantener su peso bajo control. Puedes hacer cualquier cosa que te propongas.

Entonces, ¿qué sigue para ti?

Don't wait for the

Perfect Moment

Take the moment

AND

Make It

Perfect

¿Te gustó esta planificadora de comidas?

Si le gustó este planificador de comidas, me gustaría pedirle un favor.

¿Podrías dejar una reseña en Amazon?

Las revisiones son el alma de los autores independientes. Lo sé, tienes poco tiempo. Pero realmente apreciaría incluso unas pocas frases!

Mientras más revisiones reciba este planificador de comidas, más personas podrán encontrarlo y mejorar su salud al hacer un seguimiento de lo que comen.

Gracias de nuevo por usar este planificador de comidas. Buena suerte con mantenerse en forma y saludable!

Te estoy apoyando...